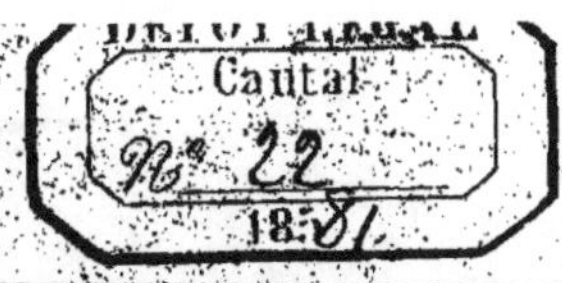

DE LA VALEUR RELATIVE

DE LA

TAILLE HYPOGASTRIQUE

Par le Dr BOIS,

CHIRURGIEN EN CHEF DE L'HOSPICE D'AURILLAC.

(Mémoire présenté à la Société de Chirurgie de Paris.)

PARIS,

ADRIEN DELAHAYE ET ÉMILE LECROSNIER,

LIBRAIRES-ÉDITEURS,

Place de l'École de Médecine.

1882

DU MÊME AUTEUR :

Étude sur quelques Tumeurs de la bouche et de l'arrière-bouche. — Thèse pour le doctorat en médecine (1858).

Expériences sur le prétendu antagonisme de l'Opium et des Solanées vireuses. — in. *Bull. de la Soc. médic. du Cantal* (1864). — *Gaz. des Hôp.* (1865, n° 71.) — *Bull. de Thér.* (1875, t. 88, p. 270).

Obs. d'extraction par la voie périnéale (méthode DOLBEAU) d'un fragment de sonde métallique rompue dans la vessie.— In. *Bull. de Thér.*, t. 87, p. 173.

De la Méthode des Injections sous-cutanées. — Paris, 1864, Ad. DELAHAYE, édit. — et in. *Bull de la Soc. méd. du Cantal* (1863).

D'une application nouvelle de la dilatation du col utérin. — in *Bull. Méd. du Nord de la France*, 1872. — (Mention très-honorable au Concours de la Société de Médecine du Nord.)

Plusieurs observations de guérison de Kystes de l'ovaire traités par la sonde à demeure. — In *Bullet. de la Soc. méd. du Cantal* (années 1865, 1868, 1870).

Faits relatifs à une épidémie de Diphtérie observée à Aurillac. — In *Bull. de la Soc. méd. du Cantal* (1873).

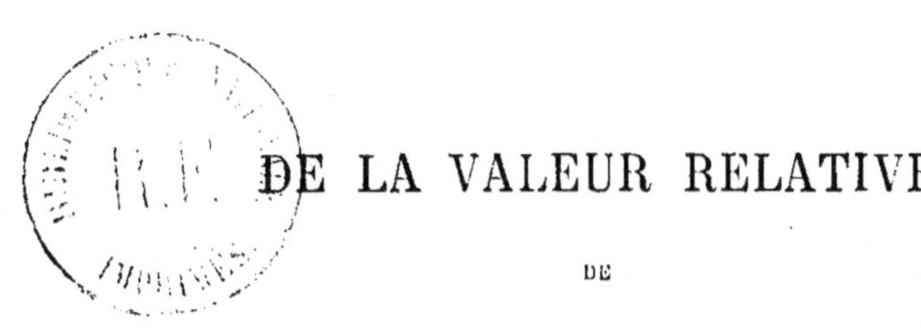

DE LA VALEUR RELATIVE

DE

LA TAILLE HYPOGASTRIQUE

DOCUMENTS POUR SERVIR A L'APPRÉCIATION
DE LA VALEUR RELATIVE DE DIVERS PROCÉDÉS EMPLOYÉS
POUR EXTRAIRE LA PIERRE DE LA VESSIE.

DE LA VALEUR RELATIVE

DE LA

TAILLE HYPOGASTRIQUE

Par le Dr BOIS,

CHIRURGIEN EN CHEF DE L'HOSPICE D'AURILLAC.

(Mémoire présenté à la Société de Chirurgie de Paris.)

PARIS,

ADRIEN DELAHAYE ET ÉMILE LECROSNIER,

LIBRAIRES-ÉDITEURS,

Place de l'École de Médecine.

1882

DE LA VALEUR RELATIVE

DE LA

TAILLE HYPOGASTRIQUE

TAILLE HYPOGASTRIQUE DE NÉCESSITÉ.

Au mois d'octobre 1877, entrait à l'hospice d'Aurillac un homme de 41 ans souffrant depuis plusieurs années de douleurs vésicales et d'incontinence d'urine. Le cathétérisme fit reconnaître immédiatement la présence d'un calcul que la sonde rencontrait au col même de la vessie, engagé dans ce col de manière à rendre tout au moins difficile l'introduction d'un instrument quelconque dans cet organe. Le calcul était volumineux, et la vessie fortement contractée sur lui, conditions qui excluaient l'emploi de la lithotritie par les voies naturelles. D'un autre côté, ce malade avait eu dans son enfance une coxalgie suppurée qui avait laissé le fémur droit ankylosé dans l'extension et en légère adduction.

Cette circonstance rendait le périnée inabordable. La taille hypogastrique s'imposait comme la seule opération praticable dans ce cas particulier.

Elle fut exécutée le 30 octobre 1877 en présence et avec le bienveillant concours de mes collègues de l'hospice.

Le malade étant anesthésié, une sonde à robinet fut introduite dans la vessie pour y pratiquer une injection d'eau tiède, et servir, par son extrémité vésicale, de guide à l'opérateur pour l'incision de la vessie. Aucun instrument spécial ne fut employé : un bistouri aigu et un bistouri boutonné, la sonde ci-dessus mentionnée, des tenettes, une seringue, tel fut l'appareil instrumental.

L'opération ne présenta aucun incident digne d'être noté, et elle permit l'extraction relativement facile d'un calcul volumineux, friable à l'extérieur, très-dur au centre, pesant 25 grammes, et dont la partie antérieure en forme d'éperon ou de soc de charrue était habituellement engagée dans le col vésical. Un drain fut placé dans l'angle inférieur de la plaie, et celle-ci pansée à l'alcool camphré. Les suites furent des plus simples. L'urine s'écoula tout d'abord avec une très-grande facilité et en totalité par le drain qui permit de la recueillir dans un urinoir et d'éviter ainsi la souillure du lit au moins pendant le premier jour.

Du bouillon fut donné.

Le soir, le pouls était à 92, et le lendemain à 84.

1er novembre. — Etat général bon. Pouls 80. L'urine sort par la plaie qui est grisâtre. Le drain, s'étant bouché, a dû être retiré. Il est remplacé par deux sondes en caoutchouc, à demeure, l'une dans le canal de l'urèthre, et l'autre dans la plaie. Par la première on pratique une injection d'eau tiède qui ressort par la plaie en entraînant quantité de matières floconneuses et quelques petits débris de calcul. Dans la journée, l'urine coule quelque peu par la sonde uréthrale, mais elle sort surtout par la plaie en dehors de la sonde.

2 novembre. — Pouls 72. Les deux sondes étant sorties spontanément, celle de l'urèthre est seule remise en place ; mais la majeure partie de l'urine continue à sortir par la plaie. Des injections d'eau tiède sont pratiquées par la sonde uréthrale, et ressortent par la plaie qu'elles servent à nettoyer.

3 novembre. — L'urine continuant à sortir par la plaie, la sonde uréthrale de caoutchouc est remplacée par une sonde dite en gomme plus volumineuse et bien ouverte. Dès lors presque toute l'urine s'écoule par cette voie. Des injections d'eau tiède sont pratiquées

deux fois par jour dans le double but de prévenir l'oblitération de la sonde, et de nettoyer la cavité vésicale et la plaie. La sonde est changée tous les deux jours. Dès qu'il n'est sorti que peu d'urine par la plaie, cette dernière a pris rapidement un aspect rosé. Cependant le 14 novembre elle devient le siège de quelques petites hémorrhagies capillaires qui ne se continuent pas. A partir du *15 novembre* l'urine cesse de couler par la plaie qui se cicatrise rapidement, et le 18 la sonde à demeure est supprimée.

Dans les premiers jours de décembre la cicatrisation de la plaie était complète.

Ainsi, au bout de quinze jours, l'urine ne sortait plus par la plaie, et au bout d'un mois le malade était entièrement guéri des suites de l'opération. Il conservait, il est vrai, un reste de cystite chronique, et de l'incontinence d'urine, suite du séjour prolongé de l'éperon du calcul dans le col de la vessie.

Il me resta de cette opération une impression extrêmement favorable à la taille hypogastrique. J'avais déjà plusieurs fois pratiqué la taille périnéale, ainsi que la lithotritie périnéale. Je ne parle pas de la lithotritie par les voies naturelles qui a et aura toujours ses indications spéciales, mais est loin d'être applicable à tous les cas. Je n'ai, en ce moment, en vue que les opérations qui ont pour but d'aller chercher un corps étranger dans la vessie en créant une voie artificielle.

J'étais frappé de la facilité relative d'exécution que présentait la taille hypogastrique, de la simplicité de ses suites, de l'excellence de ses résultats, et j'étais porté à m'étonner qu'elle fût aussi délaissée. Je me disais en outre que cette opération pouvait être pratiquée dans tous les cas, même et surtout pour les calculs les plus volumineux, tandis que les autres opérations pratiquées pour extraire la pierre de la vessie ne peuvent s'appliquer chacune qu'à certains cas déterminés.

Toutefois, je ne pouvais oublier que ces appréciations

favorables reposaient sur un fait unique, et lorsque j'eus à opérer un nouveau calculeux, en 1879, ce fut encore à la lithotritie périnéale que j'eus recours.

Cette méthode m'avait déjà donné des résultats très-satisfaisants.

En septembre 1872, je l'employais pour extraire un fragment de 8 centimètres de sonde métallique cassée dans la vessie. A la suite de l'opération pratiquée à travers le périnée avec les instruments de Dolbeau, l'urine put être retenue immédiatement, et en quinze jours la guérison était complète. — Ce fait a été publié dans le bulletin de thérapeutique, t. 87, p. 173.

En décembre 1874, j'opérais également par la lithotritie périnéale un jeune homme de 16 ans entré à l'hospice d'Aurillac. L'anesthésie dut être maintenue pendant une heure et demie, temps que dura l'opération. Pendant les deux premiers jours qui suivirent, l'urine fut retenue à volonté et la miction assez fréquente s'effectuait partie par le canal et partie par la plaie. A partir du troisième jour, une portion de l'urine s'écoula involontairement par la plaie, mais chaque miction volontaire donnait environ un verre de ce liquide. Le 17e jour après l'opération, il n'y avait plus d'écoulement involontaire d'urine, et le 18e il n'en passait plus du tout par la plaie. Peu de jours après la guérison était complète.

En juin 1879, je recevais dans mon service des militaires un jeune soldat calculeux. Le 3 juin, il fut encore opéré par la lithotritie périnéale, après anesthésie préalable. L'opération dura une heure et demie, et fut extrêmement laborieuse, surtout par la recherche minutieuse des fragments du calcul. Ici, l'incontinence d'urine fut immédiate et complète. Le 6, il survenait une épididymite du côté droit. Vers le 10 juin, l'urine commença à être retenue volontairement, mais elle sortait encore exclusivement par la plaie. Ce n'est que le 12 qu'elle fut rendue partie par le canal et partie par la plaie.

Le 13, le pouls monta à 100, et des accidents de néphrite se manifestèrent. Toutefois, un traitement approprié en eut assez facilement raison. Il y eut de l'albuminurie pendant plusieurs jours.

L'incontinence d'urine par la plaie persistait encore pendant le sommeil, et ce ne fut qu'à la fin du mois que ce liquide cessa de couler par la plaie, involontairement pendant le sommeil, et volontairement, pendant la miction. La guérison complète des suites de l'opération ne se fit pas longtemps attendre. Mais l'état général était mauvais, il existait une anémie profonde, et l'albumine reparaissait fréquemment dans les urines. Néanmoins le malade finit par se remettre entièrement.

La lenteur de la guérison et la prolongation inusitée de l'incontinence d'urine doivent être attribuées, dans ce cas, à la fois, au mauvais état de la santé générale, et aux difficultés qui avaient prolongé la manœuvre opératoire. La recherche du calcul et l'extraction des fragments avaient été en effet longues et difficiles.

On voit par là que si la lithotritie périnéale offre de réels avantages et donne de bons résultats, elle n'en est pas moins d'une exécution longue, difficile, parfois très-laborieuse, et qu'elle ne permet pas toujours la conservation volontaire de l'urine dans la vessie pendant les jours qui suivent l'opération. De plus, mon dernier opéré a eu des accidents de néphrite, après une épididymite.

Ce qui m'avait porté à choisir la lithotritie périnéale de préférence à la taille périnéale, c'est que j'avais observé des accidents graves à la suite de cette dernière opération. Ainsi, un enfant de 14 ans, que j'avais opéré par la taille latéralisée, fut enlevé par le tétanos dans les 8 ou 10 premiers jours qui suivirent l'opération. Je me hâte de reconnaître que ce fâcheux accident n'est pas plus particulièrement propre à cette méthode qu'à une autre.

Un second jeune homme d'une vingtaine d'années, opéré également par la taille latéralisée au commencement du mois d'août 1872, ne commençait à retenir ses urines que vers le milieu de septembre. De plus, le calcul, qui mesurait plus de trois centimètres et demi de diamètre, était tout hérissé d'aspérités qui, lors de l'extraction, produisirent une déchirure du rectum, d'où une fistule uréthro-rectale consécutive.

Le souvenir de ces faits, les difficultés de la lithotritie périnéale mises en regard de la facilité relative d'exécution de la taille hypogastrique, l'excellent résultat que j'avais obtenu par cette méthode, tels furent les mobiles qui me décidèrent à l'appliquer de nouveau chez un enfant de quinze ans entré à l'hospice d'Aurillac vers le milieu de juillet 1881. Cet enfant souffrait de douleurs vésicales très-vives depuis son bas-âge, et l'irritabilité de la vessie était telle qu'elle aurait à elle seule constitué une contre-indication à la lithotritie par les voies naturelles, alors même que le jeune âge du patient et le volume du calcul n'auraient pas été des obstacles suffisants pour empêcher l'application de cette méthode.

La taille hypogastrique fut donc résolue et exécutée le 14 juillet avec le bienveillant concours de mes collègues de l'hospice, MM. les docteurs Rames, Monraisse, Pradènhes, et de M. le docteur Girou.

Le patient fut d'abord endormi par le chloroforme ; un ballon de caoutchouc introduit dans le rectum servait à refouler la vessie en avant (1) ; un coussin placé sous le bassin le maintenait relevé ; une sonde métallique ordinaire introduite dans la vessie permit d'y injecter une certaine quantité d'eau tiède, et son bec servit d'unique conducteur pour l'incision de la vessie, attendu que nous n'avions pas de sonde à dard. Le doigt

(1) L'emploi du ballon en caoutchouc eut lieu d'après les indications de M. le docteur Girou, qui l'avait vu mettre en pratique par M. Périer, chirurgien de l'hôpital Saint-Antoine, à Paris.

indicateur de la main gauche joua seul le rôle de crochet suspenseur pendant tout le temps de l'opération, un bistouri aigu, un écarteur, une tenette, et un bistouri boutonné, tels furent les instruments employés. L'opération dura moins d'un quart d'heure, et permit l'extraction facile d'un calcul ovoïde, volumineux, pesant 25 grammes 50, et paraissant avoir adhéré à la vessie par une petite portion de sa surface. Une petite hémorrhagie de courte durée suivit la sortie du calcul. Une sonde en caoutchouc vulcanisé fut fixée dans l'angle inférieur de la plaie, laquelle fut recouverte d'un pansement simple. Aucune suture ne fut pratiquée, et aucune sonde ne fut placée dans le canal. L'urine s'écoula à peu près exclusivement par la plaie en dehors de la sonde, et le cathétérisme ne fut pas pratiqué, l'indocilité du malade ne le permettant guère. Il ne survint aucun accident, et les suites furent extrêmement simples. Dès le deuxième jour, tout pansement fut supprimé, parce qu'il était constamment imbibé d'urine, et qu'il gênait la sortie de ce liquide.

Le 17 juillet, il se manifesta un peu de fièvre. Pouls 108. T° 38,3. Le ventre était un peu sensible. Suppression de la sonde. L'urine sortait facilement et exclusivement par la plaie. Les jours suivants la fièvre disparaissait rapidement, et le 20 juillet une injection d'eau tiède était pratiquée par une sonde en gomme introduite momentanément dans le canal. Cette injection ressortait facilement par la plaie, entraînant quelques flocons grisâtres. Ce furent là tous les soins donnés à cet opéré. Toute autre intervention parut inutile et même nuisible, notamment le cathétérisme qui était très-mal supporté. La plaie se rétrécit rapidement ; le 26 juillet quelques gouttes d'urine commençaient à sortir par le canal, et chaque jour vit augmenter la quantité de ce liquide qui suivait cette voie. Le 1er août il n'en sortait plus par la plaie, et le lendemain cette dernière était fermée.

De l'exposé des faits qui précèdent, se dégage cette conclusion, à savoir que par la facilité et la rapidité d'exécution, par la simplicité et l'excellence de ses résultats, la taille hypogastrique paraît dans certains cas supérieure aux opérations de même nature qui se pratiquent par le périnée. Sans doute ces dernières ont et auront toujours leur opportunité dans certaines conditions déterminées; sans doute encore la lithotritie par les voies naturelles, cette admirable conquête de la chirurgie moderne, restera comme méthode générale applicable à un grand nombre de calculs; mais le nombre des cas échappant à cette méthode sera toujours considérable, et il semble nécessaire de réviser le jugement qui faisait jusqu'à ce jour regarder par la plupart des chirurgiens français la taille hypogastrique comme un pis aller. Il appartiendrait à la société de chirurgie, par sa haute compétence, d'édifier l'opinion à cet égard. Déjà d'autres faits déposant dans le même sens en faveur de la taille hypogastrique ont été publiés dans ces derniers temps.

L'attention des esprits semble tournée de ce côté, et le moment paraît favorable pour l'examen de cette question,

D'ailleurs les progrès de la méthode antiseptique permettent aujourd'hui de faire avec un plein succès, dans les grands centres les opérations autrefois réputées impraticables dans ces mêmes milieux.

Le succès de la taille hypogastrique dépend essentiellement des deux conditions suivantes : éviter la blessure du péritoine, éviter l'infiltration urineuse consécutive. On remplit la première en tenant constamment le doigt indicateur gauche (crochet intelligent) dans l'angle supérieur de la plaie pour refouler et garantir le péritoine; on évite l'infiltration urineuse en établissant un drain dans la plaie, pendant les premiers jours, en s'abstenant d'une manière absolue de toute suture ou même de tout pansement pouvant apporter la moindre gêne au libre écoulement de l'urine par la plaie.

Ce travail, présenté à la société de chirurgie, par M. le docteur Ch. Monod, professeur agrégé à la faculté de médecine de Paris, a été de la part de ce chirurgien l'objet d'un rapport bienveillant dans la séance du 26 octobre 1881, et en même temps l'occasion d'une intéressante et trop courte discussion sur ce sujet.

M. Monod cite trois faits de sa pratique hospitalière dans lesquels la taille hypogastrique a été suivie de mort. Dans le premier cas, il s'agissait d'un homme de 63 ans qui avait un calcul volumineux, mesurant 5 centimètres de long sur 5 centimètres de large. M. Monod opéra sans difficulté avec les instruments ordinaires ; il sutura la vessie et la plaie avec toutes les précautions de la méthode antiseptique ; plaça un drain dans la partie inférieure de la plaie, et une sonde à demeure dans la vessie. Les suites de l'opération furent des plus simples ; il ne restait qu'une petite fistule hypogastrique lorsque le malade fut pris d'érysipèle ayant pour point de départ cette même fistule, et il succomba alors qu'il pouvait être considéré comme guéri.

La seconde fois, sur un malade porteur d'une pierre très-dure et dont la vessie saignait facilement, l'opération marcha sans entraves ; cependant le malade mourut le cinquième jour sans péritonite, ni infiltration d'urine ; à l'autopsie on trouva un pus gangréneux dans le tissu cellulaire rétro-pubien.

Une troisième fois enfin l'opération fut pratiquée pour une pierre énorme qui remplissait complètement la vessie, à ce point que l'introduction d'un instrument quelconque était impossible, et qu'il fallut inciser la vessie sur la pierre elle-même. Le malade mourut le cinquième jour. L'autopsie ne put être faite ; il n'y avait eu aucun symptôme de péritonite ni d'infiltration, mais seulement les symptômes que l'on observe dans les abcès gangreneux du tissu cellulaire rétro-pubien.

M. Monod pense avec M. Bois que cette question,

très-étudiée en ce moment à l'étranger, serait mise avec avantage à l'ordre du jour de la société de chirurgie; il conclut au dépôt du travail aux archives, avec remercîments à l'auteur.

D'après M. Desprès, la taille hypogastrique a été tour à tour exaltée et calomniée. Il pense que si on n'enregistre pas plus de succès par ce procédé dans les hôpitaux, c'est qu'on n'y a recours que lorsqu'il est impossible de faire autrement. Il y a quatre ans, il a publié dans le bulletin de thérapeutique deux cas de succès obtenu par un médecin de province chez des enfants. D'après la pratique de son père et ce qu'il a vu lui-même, la taille hypogastrique est bonne chez les jeunes sujets et chez les adultes dont la vessie *est en bon état*. Mais pour les vieillards affaiblis, il ne faut pas recourir à cette opération.

M. Lefort dit que l'on ne pourrait conclure actuellement, d'après la pratique française, sur les avantages ou les désavantages de la taille hypogastrique, car ce procédé n'est employé en France que dans les cas où l'on désespère de réussir par les autres. Les éléments manquent donc pour l'étude que sollicite M. Monod.

Il me sera bien permis de faire suivre cette discussion de quelques courtes remarques. Et d'abord le premier opéré de M. Monod est mort accidentellement d'un érysipèle qui n'a aucun rapport direct ou spécial avec une méthode plutôt qu'avec une autre. On ne saurait équitablement mettre cet accident sur le compte de la taille hypogastrique, une plaie quelconque pourrait amener le même résultat. Les deux autres sont morts avec les symptômes d'abcès gangréneux prévésicaux. L'infiltration urineuse serait-elle entièrement étrangère à la production de ces accidents? Je serais porté à voir là un argument de plus en faveur de l'abstention absolue de toute suture des parois abdominales à la suite de l'opération. D'ailleurs, ces deux cas n'auraient pas donné de meilleurs résultats par d'autres procédés.

M. Desprès croit que la taille hypogastrique ne peut réussir qu'avec une vessie saine. Mon premier opéré était atteint depuis longtemps d'une cystite chronique qui a survécu à l'opération, ce qui n'a pas empêché la guérison relativement prompte des suites de la taille.

Il résulte de là que la question de la taille hypogastrique est encore une question à l'étude ; que de nouveaux documents sont nécessaires pour l'élucider entièrement ; mais il paraît acquis que cette opération, mieux appréciée, mériterait de tenir un rang plus honorable qu'elle ne l'a fait jusqu'à ce jour parmi les procédés employés pour extraire la pierre de la vessie. Elle a sur les opérations qui se pratiquent par le périnée le grand avantage de respecter les voies spermatiques, et de ne pas exposer à compromettre leurs importantes fonctions. Il n'est pas juste de porter au passif d'une méthode, pour la déprécier, des revers survenus dans ces cas compromettants pour toutes les méthodes où, selon l'expression de M. Lefort, on désespère de réussir par les autres procédés, et où la taille hypogastrique peut réussir encore quelquefois. A plus forte raison réussirait-elle dans les cas plus favorables qu'on réserve à ces autres procédés.

AURILLAC. — IMP. BONNET-PICUT.

www.ingramcontent.com/pod-product-compliance
Lightning Source LLC
LaVergne TN
LVHW050517160826
845677LV00003B/1193

* 9 7 8 2 3 2 9 6 3 4 3 5 7 *